# ETUDE CLINIQUE

SUR LA

## NÉVRALGIE ILÉO-LOMBAIRE SYMPTOMATIQUE

DES AFFECTIONS DES ORGANES GÉNITAUX

## CHEZ LA FEMME

PAR

Albert LE BAILLY,

Docteur en médecine de la Faculté de Paris,

PARIS

ADRIEN DELAHAYE et E. LECROSNIER, ÉDITEURS

PLACE DE L'ÉCOLE-DE-MÉDECINE

1881

# ETUDE CLINIQUE

SUR LA

# NÉVRALGIE ILÉO-LOMBAIRE SYMPTOMATIQUE

## DES AFFECTIONS DES ORGANES GÉNITAUX

# CHEZ LA FEMME

PAR

Albert LE BAILLY,

Docteur en médecine de la Faculté de Paris,



PARIS

ADRIEN DELAHAYE et E. LECROSNIER, ÉDITEURS

PLACE DE L'ÉCOLE-DE-MÉDECINE

—

1881

# A MON PERE

Principal de collège, Officier d'Académie

# A MA MERE

A LA MÉMOIRE DE MON FRÈRE

## FULGENCE LE BAILLY

Etudiant en pharmacie

A MON FRÈRE

## ARMAND LE BAILLY

Pharmacien

# A MA GRAND'MÈRE

# A MES AMIS

# ETUDE CLINIQUE

SUR LA

## NÉVRALGIE ILÉO-LOMBAIRE SYMPTOMATIQUE

### DES AFFECTIONS DES ORGANES GÉNITAUX

## CHEZ LA FEMME

---

## AVANT-PROPOS.

Dès les premiers mois de notre présence dans le service de M. le D^r Siredey, à l'hôpital de Lariboisière, notre attention était attirée par M. Comby, interne du service, sur la fréquence des névralgies et en particulier de la névralgie iléo-lombaire dans les affections des organes génitaux chez la femme. Guidé par ses conseils nous avons particulièrement étudié les malades qui présentaient ce symptôme, en vue de notre thèse. Qu'il nous soit permis, dès maintenant, de le remercier et de lui exprimer toute notre reconnaissance pour tous les renseignements qu'il a bien voulu nous donner.

Nous avons rencontré la névralgie iléo-lombaire dans les affections aiguës, mais le plus fréquemment dans les affections anciennes et chroniques.

Nous nous proposons surtout de faire un exposé clinique des malades qui présentent ce symptôme, et nous essaierons de faire ressortir sa fréquence, tout en recherchant quelle est son étiologie, quel inconvénient il a sur l'état de la malade et de quel cortège d'autres symptômes plus ou moins fâcheux il est souvent accompagné, tels que névralgies sciatiques, intercostales et autres quelquefois éloignées. Tout particulièrement nous ferons ressortir l'hypersécrétion vulvo-vaginale et utérine de cause névralgique.

Nous avons analysé nos observations le mieux possible. Nous regrettons de ne pas avoir vu nous-même la névralgie iléo-lombaire chez des malades atteintes de carcinome uté.in, bien que cela se rencontre assez souvent comme nous l'avons appris par plusieurs communications orales.

Que nos juges veuillent bien nous pardonner, si nous avons fait involontairement quelques oublis et commis quelques erreurs.


## HISTORIQUE.


L'histoire pathologique des névralgies en général date de notre siècle.

Les auteurs ont suivi deux voies bien différentes dans l'étude de ce genre d'affection : les uns n'ont voulu voir dans la névralgie qu'un phénomène essentiellement symptomatique de certains états généraux ; les autres acceptent que la névralgie, dans un nombre restreint de cas, puisse être seulement symptomatique d'un état spécial de l'organisme (du nervosisme, de la chlorose, de l'arthritisme), mais ils admettent une cause occasionnelle presque constante. Cette cause occasionnelle consiste dans une lésion des organes en rapport avec le nerf ou le plexus atteint de névralgie.

Aujourd'hui, on tend à considérer la névralgie comme le symptôme d'un état général ayant pour cause déterminante une lésion des organes en rapport direct avec le nerf, soit une lésion des organes simplement voisins.

Quant à la névralgie iléo-lombaire qui fait l'objet de ce travail, nous l'avons observée dans tous les cas symptomatiques d'une affection des organes génitaux ou de leurs annexes.

Tout en ne faisant pas remonter notre étude historique au delà des ouvrages de ce siècle, nous ne voulons pas passer sous silence cet aphorisme d'Hippocrate : *Sanguis nervorum moderator*. Cet aphorisme montre combien Hippocrate avait bien compris la relation entre la qualité du sang et le jeu régulier du système nerveux.

Brown, médecin écossais, en 1728, Isaac Parrish, en 1832, Griffin, en 1834, n'envisagèrent les névralgies que comme un symptôme d'une *irritation spinale*. Mais ils ne recherchèrent la cause de l'irritation spinale que dans l'état général du malade. Les névralgies thoraciques fixèrent seules leur attention.

Vers la même époque, Ollivier d'Angers aborde la question des névralgies dans son Traité de la moelle épinière. Il admet la théorie de l'irritation spinale ; mais pour lui cette expression est trop vague, et il propose de la remplacer par le terme de *congestion sanguine*.

Le travail le plus important sur les névralgies fut la thèse de M. Bassereau, en 1840.

La question des névralgies était à l'ordre du jour. Observateur distingué, il comprit parfaitement la relation des névralgies intercostales avec les lésions des viscères voisins. Interne de Piorry, ce fut dans ce service qu'il puisa les matériaux nécessaires à ce travail.

Ayant réuni trente-sept observations de névralgies intercostales, il vit que dans presque tous les cas certains organes étaient lésés; aussi donna-t-il à sa thèse le titre suivant : « *Essai sur la névralgie des nerfs intercostaux considérée comme symptôme de quelques affections viscérales.* »

Dans sa thèse, Bassereau ne s'occupe que de la névralgie intercostale ; cependant plusieurs auteurs lui font l'honneur d'avoir étudié le premier la névralgie lombo-abdominale et de l'avoir signalée comme symptomatique des organes génitaux et pelviens. C'est là une erreur.

Il est vrai de dire que Bassereau fut frappé de la relation de la névralgie intercostale avec les troubles de l'utérus et de ses annexes, lorsqu'il écrit : « *Depuis le temps où je commençai à m'occuper de l'étiologie, je n'ai trouvé parmi les cas que j'ai observés qu'un seul appareil organique dont l'état morbide me paraisse pouvoir être regardé comme le point de départ de la névralgie intercostale ; je veux parler de l'utérus et de ses annexes.* »

A la fin de son travail, cet auteur revient sur cette idée lorsqu'il résume les faits les plus intéressants de ses observations. « *Sur trente femmes, dit-il, affectées de névralgie intercostale, vingt-quatre fois j'ai constaté des troubles de l'utérus et de ses annexes.* » Dans sept cas de femmes atteintes d'affections de l'utérus, Bassereau a observé de la douleur du col au toucher, ainsi que de la douleur dans la fosse iliaque à la pression, mais il rapporte ces douleurs à la phlegmasie.

On peut s'étonner à juste droit qu'un observateur aussi distingué n'ait pas recherché immédiatement les phénomènes pathologiques des nerfs le plus en rapport avec l'utérus et ses annexes. Nulle part, en effet, il n'est question dans cette thèse du plexus lombaire, ni par conséquent de la névralgie lombo-abdominale.

Il est plus que probable que dans les 24 cas de névralgie intercostale avec troubles utérins décrits par Bassereau, il existait concurremment du même côté une névralgie iléo-lombaire. Nous avons pu recueillir quatre observations de névralgie lombo-abdominale avec névralgie intercostale.

La partie la plus importante de cette thèse est le chapitre consacré à la pathogénie.

Il signale l'importance de bien se rappeler les connexions des nerfs intercostaux avec le grand sympathique, les rapports des nerfs de la vie organique avec ceux de la vie animale, comme pouvant donner l'explication de la plupart des phénomènes qui accompagnent les névralgies intercostales.

De plus, cet auteur établit cette loi pathologique qui a éclairé d'un si grand jour l'histoire des névralgies, à savoir : « Que la névralgie intercostale est le plus souvent symptomatique de l'affection de quelque viscère, dont la souffrance est transmise aux nerfs intercostaux par les anastomoses que le grand splanchnique a avec eux. » Nous conserverons pour notre travail cette proposition, en changeant « névralgie intercostale » en névralgie iléo-lombaire, et le terme « le plus souvent » par le mot toujours.

Valleix, dans son *Traité des névralgies en* 1841, est le premier qui appelle l'attention sur la névralgie qui est l'objet de notre travail, et lui donne le nom de névralgie lombo-abdominale. Cependant Chaussier avait déjà décrit, chez l'homme atteint d'affection des organes génitaux et en particulier du testicule, la névralgie iléo-scrotale.

Bassereau avait attiré l'attention de Valleix sur la relation des névralgies avec les lésions viscérales, alors que ce dernier remplaçait Piorry à l'hôpital de la Charité. Malgré des arguments concluants, Valleix combat la théorie de Bassereau. Il veut bien admettre que la névralgie est quelquefois concomitante d'une lésion viscérale, mais non pas symptomatique. Pour lui, la névralgie est l'expression d'un état général spécial, soit de l'anémie, de l'hystérie, etc.

Cependant Valleix, dans son article Névralgie lombo-abdominale, rapporte deux observations de ce symptôme chez deux jeunes filles atteintes de blennorrhagie, et 2 cas seulement de névralgie sans affection des organes génitaux chez deux autres femmes.

Se fondant sur ses quatre observations où, dit-il, il n'a point trouvé de troubles utérins, il conclut que la névralgie n'est pas symptomatique. On peut rejeter la conclusion, en objectant à Valleix les deux premières observations chez des femmes affectées de blennorrhagie.

En examinant de plus près les quatre observations citées par Valleix, nous voyons que dans toutes on trouve des indices certains d'un état pathologique des organes génitaux. Dans les deux premières observations, les malades sont atteintes de blennorrhagie, et, comme le col de l'utérus n'a été examiné dans les deux cas ni par le toucher, ni par le spéculum, il est permis de supposer qu'il participait à l'inflammation. Dans la troisième, on trouve une dysménorrhée. Dans la quatrième, les douleurs dataient de la dernière grossesse, et il existait un léger écoulement blanc depuis cette époque.

S'appuyant sur cette dernière observation, Valleix regarde l'écoulement de flueurs blanches comme de cause névralgique. Ce fait est vrai dans bien des cas, comme nous le verrons en analysant plusieurs de nos observations. Mais Valleix semble avoir joué de malheur dans le choix de ses observations pour son article Névralgie lombo-abdominale, car lorsque l'écoulement est de cause névralgique il est des plus abondants, et dans l'observation de Valleix l'écoulement est léger et, de plus, il date de la dernière grossesse.

De 1841 à 1850, la névralgie iléo-lombaire fut l'objet d'une observation attentive et de recherches cliniques de la part d'Axenfeld et de Beau. Aussi voyons-nous dans l'*Union médicale*, du 20 avril 1850, un mémoire d'Axenfeld, intitulé : *Des névralgies lombo-abdominales considérées comme symptomatiques des affections de l'utérus.*

Le savant professeur discute les opinions de Valleix et se range à l'avis de Bassereau et de Beau, qui considèrent ces sortes de névralgies comme essentiellement symptomatiques.

Ce fut seulement en 1861 que Beau publia ses leçons

sur les névralgies lombo-abdominales symptomatiques des affections utérines. Il rejeta d'une façon absolue la théorie de Valleix.

Dans un article publié dix ans auparavant, Beau avait signalé l'existence de la névralgie lombo-abdominale dans l'état puerpéral. (*Union médicale*, 2 septembre 1851.) Nous avons été assez heureux pour recueillir deux observations personnelles de névralgie iléo-lombaire dans le cas de grossesse.

Il est bien étonnant qne Beau, malgré ses recherches, n'ait jamais eu l'occasion de constater de névralgie soit crurale, soit sciatique, car nous avons pu observer plusieurs fois de la névralgie sciatique très intense accompagnant la névralgie iléo-lombaire.

Nous voyons ensuite M. Neucourt, dans les *Archives de médecine*, 5e série, t. XII, 1858, à propos de la névralgie des plexus lombaire et sacré, adopter les idées des auteurs précédents et entrer plus avant dans le sujet en établissant le diagnostic différentiel. On peut lui reprocher d'avoir obscurci un peu la description de cette névralgie en indiquant jusqu'à neuf points douloureux.

M. Marotte, également dans les *Archives de médecine*, en 1860, prend la question à un point de vue différent, et sous ce titre : « De quelques épiphénomènes de névralgie lombo-sacrée pouvant simuler des affections idiopathiques de l'utérus et de ses annexes », il montre ces névralgies produisant la leucorrhée, les congestions utérines, la métrorrhagie, peut-être même l'hématocèle périutérine.

M. le D<sup>r</sup> Huchard, dans un article publié au mois

d'avril dernier, et intitulé : « Métrorrhagie à forme névralgique », adopte les idées de M. Marotte. Nous verrons, à propos de trois observations de métrite parenchymateuse, ce qu'il y a d'exagéré dans l'opinion émise
par ces deux auteurs.

En 1863, M. Fort soutient sa thèse sur la névralgie
lombo-abdominale qui a pour objet l'étude de cette affection dans tous les cas où on peut la rencontrer, quel
que soit le sexe atteint.

Parmi les auteurs que nous venons de passer en revue, Neucourt seul signale l'existence de la sciatique
accompagnant la névralgie lombo-abdominale dans les
affections des organes pelviens. Lereboullet, en quelques lignes, dans *l'article Sciatique du Dictionnaire ency-
clopédique des sciences médicales*, signale d'une façon très
précise les causes les plus fréquentes de la sciatique.

« Deux causes pathologiques, écrit-il, semblent surtout prédisposer aux névralgies ou les déterminer; ce
sont : d'une part, les maladies des organes pelviens
chez la femme ; d'autre part, la blennorrhagie chez
l'homme. Les femmes à tempérament nerveux, atteintes de métrites chroniques, ou de toute autre lésion
chronique de l'utérus et de ses annexes (déplacements,
déviations, tumeurs, etc...); les femmes qui, à la suite
de couches nombreuses, sont atteintes de varices déve-
loppées des membres inférieurs, sont fréquemment su-
jettes à des douleurs sciatiques, qui remontent parfois
vers les régions inférieures de la moelle pour devenir
bilatérales. »

En 1874, nous trouvons une thèse de Paris, de M. Sa-
vreux, intitulée: De la névralgie lombo-abdominale

consécutive aux inflammations péri utérines. Ce travail, qui ne repose que sur quatre observations, ne peut donner aucune notion clinique sérieuse.

Les auteurs classiques ne consacrent que quelques lignes à l'étude de la névralgie lombo-abdominale.

Grisolles, dans son Traité de pathologie interne, t. II, page 727, dernière édition, adopte la théorie de Valleix.

# DES CAUSES DE LA NÉVRALGIE ILÉO-LOMBAIRE.

Nous divisons les causes de la névralgie iléo-lombaire en deux grandes catégories.

La première catégorie comprend les causes générales et prédisposantes communes à toutes les névralgies.

Nous avons constaté ces causes dans presque toutes nos observations. Voici leur énumération d'après l'ordre de fréquence dans lequel elles se sont présentées. Dans quinze observations inédites, dont douze personnelles, deux que nous devons à l'obligeance de M. Comby et une à l'obligeance de M. Lemonnier, nous avons trouvé :

Nervosisme, huit fois. Obs. II, VII, IX, XI, XII, XIII, XV, XVI.

Anémie avec bruit de souffle dans les vaisseaux du cou, cinq fois. Obs. I, IV, IIV, VIII, XI.

Hystérie bien confirmée, trois fois. Obs. I, IV, VIII.

Lymphatisme et nervosisme, une fois. Obs. V.

Syphilis, deux fois. Obs. I, II,

Rhumatisme, une fois. Obs. VIII.

Souvent chez le même sujet plusieurs causes générales sont réunies. Chez les trois malades hystériques, il existe également de l'anémie avec bruit de soufle dans les vaisseaux du cou.

Les causes générales jouent certainement un grand

rôle en prédisposant aux névralgies. Néanmoins leur existence n'est pas absolument nécessaire à l'éclosion de la névralgie iléo-lombaire. En effet, dans les observations III, VI, X, la névralgie iléo-lombaire ne reconnaît qu'une cause unique, l'affection des organes génitaux.

La deuxième catégorie comprend une seule cause, mais constante, de la névralgie iléo-lombaire chez la femme. C'est une affection des organes génitaux et des annexes.

La névralgie iléo-lombaire se présente plus rarement dans le cours d'une affection aiguë et récente que dans le cas d'une affection chronique et ancienne.

Une division en deux classes s'impose donc, selon la cause, dans l'étude clinique de la névralgie iléo-lombaire.

1ʳᵉ classe. — Névralgie iléo-lombaire symptomatique d'une affection aiguë.

2ᵉ classe. — Névralgie iléo-lombaire symptomatique d'une affection ancienne et chronique.

PREMIÈRE CLASSE. *Névralgie iléo-lombaire symptomatique d'une affection aiguë des organes génitaux chez la femme.*

La névralgie lombo-abdominale dans le cas d'une maladie à la période aiguë est assez rare. Dans l'espace de trois mois, nous n'avons pu recueillir que trois observations. Nous y joignons une quatrième observation très intéressante que nous a communiquée notre excellent ami et parent M. Lemonnier, ancien externe de M. le Dʳ Siredey.

Le siège de l'affection n'est pas sans exercer une influence marquée sur l'éclosion plus ou moins prématurée de la névralgie iléo-lombaire. En effet, si l'inflammation siège dans la moitié antérieure du vagin ou de la vulve, régions qui sont innervées par le plexus lombaire, il n'est pas étonnant que la névralgie éclate presque immédiatement.

OBSERVATION I (Personnelle). — Vulvite et cystite. — Névralgie iléo-lombaire gauche, avec point névralgique intercostal.

La nommée H... (Delphine), âgée de 32 ans, lingère, entre le 7 mars 1881, salle Sainte-Geneviève, n° 29 (service du D<sup>r</sup> Siredey).

Réglée à 18 ans régulièrement ; soignée il y a dix ans à l'hôpital Necker pour la syphilis (plaques muqueuses).

Tempérament nerveux.

Elle sent parfois une boule qui lui monte à la gorge et qui l'étouffe ; une attaque d'hystérie il y a deux ans. Pas de troubles de la sensibilité.

Pas d'appétit, mauvaises digestions ; constipation habituelle.

Anémique. Bruit de souffle au 1<sup>er</sup> temps et à la base, et dans les vaisseaux du cou. Rien au poumon.

Depuis quinze jours, date des dernières règles, la malade se plaint de douleur en urinant et à la vulve, et de douleurs dans le flanc gauche, ainsi que d'un écoulement très abondant de flueurs blanches.

Examen. La vulve est rouge et enflammée.

Toucher. L'introduction du doigt est douloureuse. En pressant sur le col et le bas-fond de la vessie, on détermine une vive douleur. Le vagin est très humide. Rien dans les culs-de-sac ; le col de l'utérus est mobile.

Points névralgiques de la grande lèvre, de la crête iliaque et des lombes. Point névralgique bien limité à l'endroit d'émergence du dernier nerf intercostal.

Conclusions. Vulvite, cystite avec névralgie iléo-lombaire gauche, et point névralgique intercostal du même côté.

Le Bailly.

2

L'écoulement des flueurs blanches est surtout abondant depuis l'existence des douleurs névralgiques.


Obs. II (Due à l'obligeance de M. Lemonnier). — Vaginite suivie de métrite interne après la ménopause. — Double névralgie iléo-lombaire.


La nommée M. C..., âgée de 45 ans, est entrée le 16 janvier 1878 à l'hôpital Lourcine, salle Saint-Clément.

Cette malade a eu la syphilis à 19 ans, avec quelques accidents secondaires pendant la première année.

Réglée à 12 ans. Trois ans après, aménorrhée qui a duré pendant six mois. Trois fausses couches et quatre grossesses à terme. Une première fausse couche gémellaire de 5 mois à 20 ans 1/2. Pas d'accouchement gémellaire connu dans la famille du père, ni dans celle de la mère. Une deuxième fausse couche de 2 mois 1/2 et une troisième de 6 mois 1/2 entre 22 et 23 ans. Une première grossesse à terme à 25 ans. Les trois autres accouchements à terme entre 25 et 32 ans. Jamais de suites de couches fâcheuses.

A partir de cette époque, la malade a éprouvé de nombreux retards, d'environ trois mois chacun, suivis de pertes abondantes. Ménopause à 39 ans.

Leucorrhée assez abondante depuis la ménopause.

*État actuel.* Cette malade, d'une constitution peu forte, entre à l'hôpital pour une vaginite. Cette affection remonte, dit-elle, à cinq ou six jours.

17 janvier. Depuis deux jours, la malade se plaint surtout de douleurs lombaires et de douleurs abdominales s'irradiant dans les deux fosses iliaques. Double névralgie iléo-lombaire.

Au toucher, on trouve un col petit, déchiqueté, avec un utérus mobile, mais plus volumineux que ne le ferait supposer le col. Le cathéter introduit dans l'utérus pénètre à 6 cent. 1/2.

A l'examen au spéculum, on constate une vaginite intense, mais, de plus, on aperçoit un liquide jaunâtre et d'une odeur fétide qui s'échappe du col.

2 février. Amélioration du côté de la vaginite. Parois encore rouges. Douleurs névralgiques persistant encore, quoique avec une intensité moindre. Écoulement toujours fétide par le col.

Le 10. Plus de vaginite. Les douleurs ont presque complètement disparu. Le cathéter ramène toujours un liquide jaunâtre.

Le 19. Les névralgies iléo-lombaires ont totalement disparu depuis cinq jours. La malade est cautérisée dans la cavité du col et sort trois jours après, ne perdant plus qu'un liquide sans odeur et plus limpide.

Obs. III (Personnelle). — Vulvite et vaginite. — Névralgie iléo-lombaire gauche.

Mme Ren..., âgée de 26 ans. Réglée à 16 ans. Peu nerveuse. Bonne santé habituelle. Pas d'anémie. Mariée depuis deux ans; les rapports sexuels ont toujours été très douloureux.

Nous voyons cette personne à la salle de gynécologie, le mercredi 9 mars 1881.

Depuis une huitaine de jours, elle ressent des douleurs très vives dans les reins et le flanc gauche.

On diagnostique : vulvite et vaginite non blennorrhagique existant probablement depuis longtemps, avec névralgie iléo-lombaire gauche depuis huit jours seulement.

Dans les deux premières observations, il existe un fait commun aux deux malades. La névralgie iléo-lombaire s'est développée presque dès le début d'une vulvite accompagnée de cystite dans un cas et d'une vaginite dans l'autre.

La vulve et la partie antérieure du vagin étant en rapport direct avec le plexus lombaire, on conçoit facilement que la névralgie suive de près le début de l'inflammation de ces tissus.

Dans la première observation, sous l'influence de l'hystérie d'une part et de la névralgie principalement, il se fait au bout d'une quinzaine une hypersécrétion vaginale très abondante. L'hypersécrétion à forme névralgique est un fait clinique intéressant auquel nous consacrerons un chapitre spécial.

Chez la malade de l'observation II, une double névralgie iléo-lombaire apparaît sept jours après le début de la vaginite, accompagnée d'une métrite. Nous regrettons que M. Lemonnier n'ait pas recherché si l'écoulement vaginal avait été plus abondant à la suite de la névralgie.

Notons que la guérison des points douloureux marche de pair avec la guérison de la vaginite et de la métrite.

Dans l'observation III, la malade affectée de vulvite et de vaginite est d'une bonne santé. La névralgie n'apparaît que longtemps après le début des deux affections précédentes.

L'absence de nervosisme, d'anémie et des autres causes prédisposantes explique facilement le retard dans l'éclosion de la névralgie iléo-lombaire. Cette névralgie existe seulement depuis huit jours lorsque nous voyons la malade. Nous ne sommes pas surpris de ne pas constater la présence d'une leucorrhée, en présence d'un état hygiénique satisfaisant.

Obs. IV (Personnelle). — Métrite et pelvi-péritonite de cause balistique. —Névralgie iléo-lombaire, sciatique et intercostale du côté gauche.

La nommée Elia X..., âgée de 20 ans, entre salle Sainte-Geneviève, n° 29 (service du D<sup>r</sup> Siredey), le 5 février 1881.

Réglée à 12 ans. Les menstrues ne sont venues que six fois pour reparaître à 18 ans.

Est entrée il y a deux ans dans le service de M. le D<sup>r</sup> Jaccoud, et une seconde fois au mois de mars dernier pour y être soignée d'anémie et de crises hystériques.

Actuellement, cette jeune fille est débilitée par son genre de vie. Il existe un bruit de souffle dans les vaisseaux du cou.

Elle se plaint de douleurs et de pesanteur dans le bas-ventre et d'écoulement par le vagin, mais elle attire l'attention spécialement sur les douleurs lancinantes qu'elle ressent dans les reins, le flanc et la jambe du côté gauche. Ces douleurs sont venues successivement.

Au toucher, on trouve de la chaleur et un peu d'empâtement dans le cul-de-sac latéral gauche, qui est le siège de douleurs continues.

Le col de l'utérus est peu mobile et douloureux. Métrite et pelvi-péritonite siégeant à gauche.

Les points névralgiques méritent un examen complet :

Côté gauche. Les points lombaire, iliaque et pubien sont bien limités et très douloureux.

Les points fessier, trochantérien, fémoraux, poplité, péronier, malléolaire et même plantaire du nerf sciatique, sont le siège d'une vive souffrance à la pression.

Du même côté, on constate quelques points névralgiques intercostaux et spinaux.

Côté droit. Il existe également de la névralgie du plexus lombaire.

Depuis longtemps la malade perdait en blanc; mais depuis l'existence des douleurs névralgiques, l'écoulement des flueurs blanches est très abondant.

*Traitement.*—Repos absolu au lit. Cataplasmes sur le ventre. Toniques.

3 mars. La pelvi-péritonite est depuis quelques jours entrée en résolution. Le col est plus mobile. La pression du doigt n'est plus douloureuse. Les flueurs blanches sont toujours abondantes.

Les points névralgiques existent toujours, mais sont bien moins douloureux.

Le 4. La malade, sur sa demande, part pour le Vésinet.


Cette observation est intéressante à plus d'un titre. Cette femme est hystérique et anémique depuis plusieurs années, ainsi que le prouve son séjour dans le service de M. le D^r Jaccoud, il y a deux ans. Malgré ces deux puissantes causes de névralgies, jamais elle ne s'est plaint de points douloureux. A la suite de fatigues, une métrite et une pelvi-péritonite se déclarent. Immédiatement on voit apparaître une névralgie iléo-lombaire gauche intense, puis une sciatique et une névralgie des dernières paires intercostales du même côté, et enfin une névralgie iléo-lombaire droite légère, ce qui prouve que chez cette femme il fallait une affection des organes pelviens pour déterminer toute cette série de névralgies.

Notons en dernier lieu que, depuis l'apparition des névralgies, l'écoulement utéro-vaginal est devenu beaucoup plus abondant.

Deuxième classe. — ***Névralgie iléo-lombaire symptomatique d'une affection ancienne et chronique des organes génitaux chez la femme.***

La névralgie iléo-lombaire est plus fréquente dans les affections chroniques. En effet, dans un laps de temps de trois mois, nous avons recueilli neuf observations de névralgie lombo-abdominale symptomatique d'une vieille affection, et trois cas seulement de névralgie dans le courant d'une affection aiguë.

Sept de ces observations sont personnelles. Deux ont été prises par M. Comby.

Nous avons rencontré la névralgie iléo-lombaire dans six cas de pelvi-péritonite ancienne, et dans trois cas de métrite parenchymateuse datant de plusieurs années.

Obs. V (Personnelle). — Pelvi-péritonite ancienne. — Métrite. — Névralgie iléo-lombaire gauche.

La nommée Darras (Louise), domestique, âgée de 22 ans, tempérament lymphatique et nerveux, entre salle Sainte-Geneviève, lit n° 29 (service de M. le D<sup>r</sup> Siredey).

Mère bien portante; père nerveux et se plaignant de migraines fréquentes.

Réglée à 16 ans. Aménorrhée et dysménorrhée. Grossesse à 21 ans. Elle est accouchée il y a sept mois chez une sage-femme. Le travail a duré deux jours et deux nuits. Levée le sixième jour, elle reprend son travail.

Un mois après l'accouchement, elle a eu une perte sanguine abondante dont la durée a été de huit jours. Depuis, la malade voit ses règles toutes les trois semaines et elles sont tellement abondantes qu'elle est obligée de garder le lit. Douleurs, dans les reins et le bas-ventre, intolérables le soir.

Depuis quinze jours, par suite de métrorrhagie, elle garde le lit. Transportée à l'hôpital le 21 février.

Au toucher, on constate de la dureté dans les culs-de-sac. Le col utérin est enclavé et fixé. L'utérus est lourd. La douleur par la pression du doigt est faible. Ecoulement utérin assez abondant. Pelvi-péritonite ancienne. Métrite. Ni vaginite, ni vulvite.

Quatre jours après son entrée, la malade se plaint de points douloureureux dans le flanc gauche. Points névralgiques lombaire, iliaque, pubien. Névralgie iléo-lombaire gauche. Ecoulement utérin et vaginal des plus abondants.

Traitement local. Cataplasmes laudanisés sur le ventre.

Traitement général. Repos au lit. Toniques.

2 mars. La névralgie du côté gauche a disparu, mais, à droite, il existe un point douloureux au-dessus de la crête iliaque. Grande amélioration de la métrite. L'écoulement est toujours abondant.

Le 5. Cette femme sort de l'hôpital, dans un état très satisfaisant.

11 mai. Salle de gynécologie. La névralgie a disparu, mais l'écoulement vaginal est toujours abondant et ne s'est pas modifié.

Cette malade, comme on le voit par son observation, est atteinte de métrite et de pelvi-péritonite, affections qui remontent à l'époque de son accouchement, il y a sept mois. Elle a eu une première métrorrhagie un mois après l'accouchement, qui avait été des plus laborieux. Seconde métrorrhagie quinze jours avant son entrée à l'hôpital. La névralgie ne fait son apparition que quatre jours après son entrée, c'est-à-dire, près de sept mois après le début de la métrite et de la cellulite. Quelques jours après, il se fait une hypersécrétion utéro-vaginale très abondante. Néanmoins, il n'existe aucun signe de poussée inflammatoire. L'état de la malade devient de plus en plus satisfaisant. La névralgie suit une marche analogue et disparaît peu à peu. Ce fait, chez cette malade, est utile à noter.

Quelquefois, en effet, la névralgie et l'écoulement vaginal subsistent et deviennent une cause d'anémie et de nervosisme des plus difficiles à combattre.

Obs. VI (Personnelle). — Pelvi-péritonite ancienne. — Névralgie iléo-lombaire droite.

La nommée X..., âgée de 24 ans, marchande aux Halles Cenrales, constitution assez robuste, bonne santé habituellement, réglée à 14 ans d'une façon régulière, se présente à la consultation de gynécologie le 27 avril, se plaignant de douleurs dans le flanc droit.

Elle a eu une grossesse à 18 ans. Rien à signaler pendant la grossesse. Accouchement normal. Levée dix jours après.

Deux mois environ après l'accouchement, à la suite de fatigues occasionnées par sa profession, cette femme éprouva un peu de fièvre et des douleurs vives du côté de la matrice. Elle continua son travail, les douleurs se calmèrent et tout rentra dans l'ordre après une quinzaine de jours.

Un mois après les règles reparurent, et depuis elles viennent régulièrement.

A différentes reprises, dans la période de six ans, la malade rapporte qu'elle a souffert dans le bas-ventre.

Depuis plusieurs mois les rapports sexuels sont très difficiles, à cause des souffrances qu'ils occasionnent.

Des douleurs vives, surtout le soir, existent au-dessus de la hanche depuis six semaines.

Les dernières règles sont venues d'une façon normale il y a quinze jours.

*Etat actuel.* — Au toucher, on constate de la dureté du cul-de-sac latéral droit; le col de l'utérus est fixé de ce côté. Le doigt détermine une vive douleur dans cette région. Il n'existe pas de phénomènes inflammatoires.

Aucun signe de métrite, de vaginite, ni de vulvite. Un peu d'écoulement de flueurs blanches depuis quelques semaines.

La pression faite sur la grande lèvre droite et au-dessus du pubis ne détermine qu'une faible douleur, mais exercée au-dessus de la crête iliaque, on arrache presque un cri à la malade. Le point lombaire est également bien marqué.

Pelvi-péritonite très ancienne du cul-de-sac latéral droit, ayant après plusieurs années déterminé une névralgie iléo-lombaire droite.

Chez cette femme, il n'existe aucune cause générale prédisposante aux névralgies. Sans aucun doute, notre malade doit à sa bonne santé habituelle l'absence jusqu'à ce jour de névralgie iléo-lombaire. Cette névralgie n'apparaît que six ans environ après le début de la pelvi-péritonite. La névralgie est bien symptomatique; elle siège en effet du même côté que les lésions laissées par la pelvi-péritonite, à droite.

Obs. VII (Due à l'obligeance de M. Comby). — Pelvi-péritonite à la suite de cautérisations portées sur le col. — Névralgie lombo-abdominale gauche avec névralgies sciatique et radiale.

La nommée Bers... (Françoise), âgée de 20 ans, entre le 10 décembre 1880, salle Sainte-Geneviève, lit n° 2 (service de M. le D<sup>r</sup> Siredey).

Elle entre à l'hôpital avec des signes de pelvi-péritonite ayant succédé à des cautérisations du col utérin dans les circonstances suivantes : cette femme, venant d'accoucher, entre à l'hôpital Tenon pour des accidents légers. On la traite par les cautérisations: les accidents s'aggravent. Quand elle se présente à l'hôpital de Lariboisière, elle est très malade. Sous l'influence du repos et de simples cataplasmes sur le ventre, elle guérit d'une pelvi-péritonite siégeant dans la région du cul-de-sac latéral gauche.

3 février. La malade accuse des douleurs extrêmement vives dans le ventre, et nous constatons les points de la névralgie lombo-abdominale au toucher; l'utérus est mobile ; le cul-de-sac gauche est très sensible: c'est le côté de la névralgie. En même temps existent des irradiations dans les nerfs cruraux et sciatiques.

Depuis plusieurs jours elle se plaignait de ne pouvoir allonger le bras gauche. En effet, quand on essaie de porter l'avant-bras dans l'extension complète sur le bras, on est arrêté par la douleur et la contracture musculaire. Rien du côté des os, ni de l'articulation.

Points douloureux au niveau de la gouttière de l'humérus, au pli du coude, et en arrière de la masse musculaire externe: c'est une névralgie radiale. Anémie. Bruit de souffle dans les vaisseaux du cou. Tempérament nerveux.

Traitement général: toniques.

Traitement local: application de chloroforme, de liniments chloroformés, vésicatoire volant sur la gouttière humérale.


L'histoire de cette malade est d'un grand enseignement, cette histoire pourrait prendre pour en-tête : De l'utilité d'un examen sérieux dans les maladies de l'utérus et de ses annexes, et de l'utilité en pratique de la non intervention.

Les cautérisations, portées sur et dans le col utérin, sont la plupart du temps intempestives et de plus très dangereuses. On ne saurait trop s'élever contre cette pratique vulgaire qui fait consister tout le traitement des maladies des femmes dans les cautérisations à l'aide ordinairement du crayon de nitrate d'argent. Cette observation nous procure l'occasion d'exprimer ici un sage conseil d'un de nos plus savants gynécologistes, M. le D\u1d63 Siredey.

La névralgie iléo-lombaire chez cette femme n'existe pas seule. Il n'en saurait être autrement avec le nervosisme et l'anémie de cette malade. Il existe de la sciatique, mais également une névralgie radiale. Doit-on rattacher cette dernière névralgie à l'existence de la pelvi-péritonite accompagnée de névralgie lombo-abdominale et de sciatique? Nous n'osons faire une réponse affirmative. Cependant certains auteurs ont signalé la névralgie du plexus cervical dans des cas identiques.

Obs. VIII (Due à l'obligeance de M. Comby). — Névralgie lombo-abdominale à point de départ utérin. Ancienne pelvi-péritonite légère. — Névralgie sciatique et névralgie des trois dernières paires intercostales.

La nommée Bret... (Marie), âgée de 21 ans, profession, artiste dramatique, réglée à 12 ans assez régulièrement, entre le 31 janvier salle Sainte-Geneviève, n° 1 bis (service de M. le D\u1d63 Siredey).

Antécédents : père bien portant; mère rhumatisante et nerveuse; sœur tuberculeuse.

A l'âge de 5 ans, elle aurait eu du rhumatisme. Elle a des palpitations de cœur. Elle a beaucoup toussé cet hiver : une hémoptysie il y a deux ans, qui dura huit jours, au moment de ses règles qui ne vinrent pas bien.

Il y a un an, elle a eu un enfant: au mois de septembre dernier, elle a fait une perte abondante, peut-être une fausse couche. Elle souffre dans le bas-ventre depuis ce moment.

Depuis deux mois elle est fatiguée et somnolente; elle travaille beaucoup, ne se couche pas avant deux heures du matin, soupe deux ou trois fois par semaine et passe la nuit.

Il y a quinze jours qu'elle souffre dans l'abdomen. L'affection a débuté par de la fièvre et une douleur sourde dans le bas-ventre. Elle a eu ses règles le 4 janvier; huit jours après, nouvel écoulement. Depuis trois jours, pertes blanches abondantes. Pas de toucher vaginal. Col en arrière et à gauche, entr'ouvert, ulcéré; cul-de-sac gauche empâté, douleurs à la miction, droit libre; mobilité suffisante du col utérin.

Si nous explorons la sensibilité du côté gauche du ventre, nous voyons que la pression, même superficielle, provoque en certains points une douleur très vive : ces points sont au niveau des lombes, au-dessus de la crête iliaque, sur le trajet inguinal, et à l'orifice externe de ce trajet : ce sont tous les points de la névralgie lombo-abdominale à point de départ utérin. Cette femme, en effet, a eu une pelvi-péritonite légère qui a réveillé chez elle une prédisposition douloureuse névralgique. De plus, elle a tous les attributs du tempérament nerveux: boule hystérique, petites attaques de nerfs, etc.

On doit rattacher l'écoulement à la névralgie.

Une exploration insuffisante et pu faire croire à une douleur profonde symptomatique de graves lésions du petit bassin. Ces lésions n'existent pas, car le ventre est souple des deux côtés.

Le 4. Névralgies intercostales des trois dernières paires intercostales du côté gauche, refroidissement de tout ce côté. Etat nerveux très marqué.

Le 8. Douleurs beaucoup plus vives avec irradiation dans le membre inférieur. Nous constatons la plupart des points de la névralgie sciatique.

Les applications locales de chloroforme n'amènent pas de soulagement marqué.

Une injection de morphine fait vomir la malade, qui ensuite ne veut plus en entendre parler.

Le 11. Application d'un vésicatoire volant sur la fosse iliaque gauche. Pansement avec la morphine.

Le 16. Névralgie faciale gauche très douloureuse. Anesthésie superficielle de tout le côté gauche du corps.

Hypersécrétion utéro-vaginale des plus abondantes. La malade effrayée dit qu'elle a ses règles en blanc.

Le 20. Hémianesthésie du côté des névralgies.

Le 24. Application de 4 gros aimants du côté gauche.

4 mars. Amélioration notable. Cependant la sensibilité n'est pas revenue.

Le 6. La malade est mise à la porte par le directeur, à la suite d'excentricités.

La pelvi-péritonite s'est déclarée probablement à la suite d'une fausse couche, il y a environ deux mois. Cette malade, souffrant davantage et surtout de douleurs dans le flanc et les reins depuis une quinzaine, entre à l'hôpital.

On constate une névralgie iléo-lombaire avec pertes blanches abondantes. Cette femme, affaiblie par des fatigues, est hystérique et de plus rhumatisante. Cependant, on ne constate pas de symptômes d'anémie. Notre malade se trouve dans des conditions prédisposantes puissantes ; aussi voit-on la névralgie lombo-abdominale s'accompagner immédiatement de névralgie du nerf sciatique et des dernières paires nerveuses intercostales et même de névralgie faciale. La malade, affaiblie par l'écoulement vaginal et l'ennui, présente en peu de temps des signes d'anémie. Tous ces faits retentissent à leur tour sur l'organisme tout entier, en particulier sur le système nerveux. Aussi les attaques de nerfs deviennent de plus en plus fréquentes, et l'hystérie se traduit bientôt par de l'hémianesthésie gauche, côté des névralgies.

Obs. IX (Personnelle). — Ancienne pelvi-péritonite du cul-de-sac droit. — Névralgie iléo-lombaire droite.

La nommée Roger, âgée de 40 ans, tempérament nerveux, réglée à 9 ans.

Il y a trois ans, fausse couche, à la suite de laquelle souffrant dans le ventre elle est venue se faire soigner par M. le D<sup>r</sup> Siredey à la consultation de gynécologie. Pas de renseignements à ce sujet. La pelvi-péritonite date probablement de cette époque.

Elle est revenue à la même consultation au mois de mars 1880.

Elle se plaint aujourd'hui, 2 mars, de douleurs très vives dans le flanc droit; les douleurs remontent à environ deux semaines.

Toucher. Le col est peu mobile et fixé du côté droit. Le cul-de-sac latéral droit est dur et très douloureux.

Pas de poussée inflammatoire.

Nous constatons par l'examen des points douloureux une névralgie assez intense iléo-lombaire droite.

Cette femme, âgée de 40 ans, est dans cet état nerveux caractéristique des femmes sans enfants et qui désirent en avoir.

De plus, elle semble être à l'époque de la ménopause : les règles ne sont pas venues depuis trois mois. Aucun signe de grossesse.

La névralgie iléo-lombaire n'apparaît que trois ans après le début de la pelvi-péritonite. Son existence à droite, du même côté que les lésions produites antérieurement par la cellulite pelvienne, prouve bien qu'elle est symptomatique.

La névralgie ne date que de deux semaines. La malade ne perd pas en blanc.

Obs. X (Personnelle). — Pelvi-péritonite. — Névralgie iléo-lombaire gauche consécutive. — Névralgie des dernières paires intercostales du même côté.

La nommée Sivignon (Henriette), âgée de 21 ans, domestique, entre le 3 décembre 1880, salle Sainte Geneviève, lit n° 30 (service de M. Siredey).

A eu la fièvre typhoïde à 12 ans. Menstruation à la suite de cette maladie. Cette fonction s'accomplit d'une façon régulière jusqu'à sa grossesse.

Mère morte cardiaque. Le père serait cardiaque. Pas de névropathie. Cinq sœurs et un frère bien portants.

Trois sœurs sont mortes ; une de la poitrine.

Le 24 décembre 1879, accouchée chez une sage-femme, elle reste cinquante-deux heures en douleurs. Deux attaques d'éclampsie pendant le travail. Levée le quatrième jour, elle sort de chez la sage-femme le neuvième jour.

Les règles se rétablisssent au bout de trois mois : régulières jusqu'au mois d'août. Le 14 de ce mois, sans ancun retard dans ses menstrues, cette femme fait une grande perte sanguine, et elle entre le même jour à l'hôpital Lariboisière dans le service de M. le Dr Proust. Elle y reste jusqu'au mois de novembre.

Quinze jours après sa sortie, souffrant beaucoup dans les reins et le ventre, elle entre de nouveau à l'hôpital dans le service de M. le Dr Siredey, salle Sainte-Geneviève, le 3 décembre dernier.

Engorgement dans le cul-de-sac postérieur et latéral gauche. Pelvi-péritonite gauche. Repos au lit. Cataplasmes laudanisés sur le ventre.

5 février 1881. La malade se plaint de douleurs vives dans les reins, dans le flanc gauche et au-dessous du cœur.

Névralgie iléo-lombaire gauche avec prédominance du point iliaque et du point du cul-de-sac latéral gauche. Névralgie des deux dernières paires intercostales.

Compresses de chloroforme sur la fosse iliaque gauche.

Le 16. Vésicatoire sur la fosse iliaque gauche.

La malade a pâli depuis plusieurs jours. Bruit de souffle dans les vaisseaux du cou.

Examinée le 24 février. Les points douloureux ont toujours la même intensité.

Examinée le 1er mars, par M. le Dʳ Siredey. On constate au toucher de l'empâtement du cul-de-sac postérieur. Pas de douleur par la pression du doigt. Plus de signes d'inflammation. Le col est mobile latéralement et en avant. L'utérus est en rétroversion. Les points névralgiques existent toujours, sauf le point du cul-de-sac latéral gauche. Pas d'écoulement.

Sortie dans les premiers jours de mars.

Revue le mercredi, 27 avril, à la salle de gynécologie. Elle se plaint de flueurs blanches abondantes qui remonteraient à une dizaine de jours. Vulvite. La malade affirme qu'elle n'a pas eu de rapports sexuels depuis qu'elle est en traitement. La névralgie iléo lombaire gauche subsiste toujours. Les névralgies intercostales ont disparu.

11 mai. Salle de gynécologie. Il n'existe plus que les points lombaire et iliaque de la névralgie iléo-lombaire gauche. L'hypersécrétion vaginale est des plus abondantes. Il sort du vagin, lorsqu'on examine la malade, la valeur d'au moins 30 grammes de liquide ayant l'aspect de blanc d'œuf.

Cette observation nous offre un bel exemple de trois faits cliniques successifs que nous essayerons de mettre en relief dans cette thèse.

La malade entre le 3 décembre avec de la pelvipéritonite : guérison. La névralgie iléo-lombaire n'apparaît seulement que le 5 février. Pas de leucorrhée jusqu'au 15 avril. Depuis cette époque, l'hypersécrétion est telle qu'elle irrite la vulve et détermine au bout de quelques jours une vulvite.

Oʙs. XI. (Personnelle.) — Métrite parenchymateuse avec hypertrophie considérable du col utérin. — Névralgie iléo-lombaire droite.

La nommée M..., d'origine anglaise, âgée de 28 ans, réglée à 15 ans, entre le 17 janvier, salle Sainte-Geneviève, lit n° 18 (service de M. le Dʳ Siredey).

Tempérament nerveux. Anémie. Bruit de souffle dans les vaisseaux du cou.

Rien dans les antécédents.

A la suite d'une grossesse, il y a cinq ans, il s'est développé une métrite parenchymateuse avec hypertrophie considérable du col. Métrorrhagies fréquentes depuis cette époque. On la traite depuis son entrée par des cautérisations profondes portées dans le museau de tanche à l'aide du thermo-cautère.

26 février. La malade se plaint de vives douleurs dans le flanc droit. Il n'existe pas de poussée inflammatoire. Névralgie iléolombaire droite avec points douloureux du col utérin et cul-de-sac latéral droit. Précisément de ce côté, le col utérin est plus hypertrophié et il forme une véritable saillie.

La malade prétend qu'elle est sujette à ce genre de douleurs depuis deux ans.

*Traitement général.* Toniques. Repos au lit. Traitement local. Compresses trempées dans de l'eau chloroformée.

Il se produit une légère vésication.

15 mars. La névralgie existe toujours; la malade perd en blanc.

Le 29. Le point du cul-de-sac et le point pubien n'existent plus. Les points iliaque et lombaire sont encore très douloureux.

16 avril. Les douleurs névralgiques ont reparu.

Le 19. Vésicatoire sur la fosse iliaque droite. Pansement morphiné.

Le 28. La malade souffre bien moins.

Sous l'influence des cautérisations, l'utérus et le col ont diminué d'une façon notable. Etat satisfaisant. Les règles viennent d'une façon presque régulière.


Obs. XII. (Personnelle.) —Métrite parenchymateuse avec névralgie iléolombaire double.


La nommée Morin, âgée de 34 ans. Réglée à 15 ans régulièrement, tempérament peu nerveux. Bonne santé jusqu'à sa grossesse. Se présente à la consultation de gynécologie le 16 mars 1881.

Grossesse gémellaire il y a quatre ans. Accouchement très laborieux. Le médecin a été obligé d'aller chercher les délivres dans la cavité utérine. — Ne s'est relevée qu'au bout d'un mois.

Le Bailly.  3

Les règles sont revenues le quatrième mois. Métrorrhagies au moment des règles et dans l'intervalle.

Depuis sa grossesse, la malade souffre continuellement dans le bas-ventre.

Douleurs vives dans les reins et les flancs depuis environ six mois. Ecoulement très abondant depuis cinq mois.

Névralgie iléo-lombaire double.

Les règles viennent assez régulièrement, mais elles sont abondantes.

L'utérus est volumineux, l'hypertrophie porte surtout sur le côté droit, du moins pour le col. Métrite parenchymateuse.

Pas de signes d'une nouvelle poussée inflammatoire.


**Obs. XIII. (Personnelle.) — Métrite parenchymateuse chronique. — Névralgies iléo-lombaire et sciatique du côté gauche.**


La nommée Thomassin, blanchisseuse, âgée de 42 ans, entre salle Sainte Geneviève, lit n° 24, le 7 février 1881 (Service de M. le D$^r$ Siredey).

Pas d'antécédents héréditaires.

Cette femme est bien constituée : elle a été réglée à 14 ans régulièrement jusqu'à sa 22$^e$ année, époque de sa première grossesse. L'accouchement se fit normalement; mais les suites de couches ne furent pas heureuses. La malade nous raconte qu'elle dut garder le lit près de trois mois soignée par une sage-femme qui ne lui a donné aucune explication sur sa maladie. Elle fit à l'âge de 34 ans deux fausses couches consécutives.

A la suite de ces deux accidents la malade ressentit des douleurs assez vives dans les reins et le ventre.

Les règles devinrent très abondantes : depuis des pertes sanguines dans l'intervalle des menstrues forcent la malade à garder le lit pendant plusieurs jours.

Elle reste ainsi six années sans apporter de soins à son affection. Elle devint dans ce laps de temps très nerveuse.

Son mal empirant de jour en jour, elle se décide, il y a deux ans environ, à se soigner. Elle vient à la consultation de gynécologie de M. le D$^r$ Siredey. Là, on constate que le col et l'utérus sont très volumineux, et on diagnostique une métrite chronique parenchymateuse.

Elle entre une première fois au mois de mai 1880 à la salle Sainte Geneviève pour y être traitée par les cautérisations au thermocautère portées sur le col utérin. Malgré les sages conseils qu'on lui donne, la malade sort au bout d'un mois. Pas de cautérisations.

De temps en temps, la malade revient le mercredi à la consultation de gynécologie.

Souffrant davantage, elle entre une deuxième fois, salle Sainte-Geneviève, lit n° 24, le 7 février 1881.

Au toucher, le col utérin est volumineux, la lèvre antérieure est plus hypertrophiée et fait saillie. Sur le côté gauche de cette même lèvre, on constate une tumeur du volume d'une noix.

Par la palpation bimanuelle, on constate que l'utérus est lourd et très hypertrophié. — Aucun signe inflammatoire. Pas de douleur au toucher. La malade garde le repos.

Le 9 février, cette femme se plaint à la contre-visite de vives douleurs dans les reins, le flanc et la jambe du côté gauche.

Si nous explorons la sensibilité, nous constatons que la pression détermine une vive douleur au point lombaire, au-dessus de la crête iliaque, sur le trajet inguinal. Irradiations douloureuses dans le membre inférieur gauche. Points bien accusés de la névralgie sciatique.

Névralgies iléo-lombaire et sciatique du côté gauche déterminées par la métrite chronique parenchymateuse.

Pas de métrorrhagies.

Les cautérisations au thermo-cautère ne sont pas jugées nécessaires. La malade sort de l'hôpital le 13 février.

Cette femme quoique affaiblie et débilitée par son affection utérine ne présente aucun signe, ni d'anémie ni de chlorose.

Existe-t-il des métrorrhagies à forme névralgique, comme l'ont prétendu M. Marotte et M. Huchard? Nous ne le croyons pas après l'examen de ces trois observations.

Ces femmes ont eu fréquemment des métrorrhagies

depuis le début de la métrite parenchymateuse; mais, dans aucun de ces trois cas, les métrorrhagies n'ont été concomitantes avec la névralgie iléo-lombaire.

Dans l'observation XI, notre malade est atteinte d'une énorme hypertrophie de l'utérus et du col. Elle a eu de fréquentes hémorrhagies.

Les cautérisations au thermo-cautère apportent une amélioration très satisfaisante de l'affection.

Une névralgie iléo-lombaire droite apparaît. On n'observe aucune métrorrhagie, mais seulement un peu de leucorrhée au bout d'une quinzaine de jours après le début de la névralgie. La malade de l'observation XII est également atteinte de métrite parenchymateuse datant de quatre années, qui détermine de fréquentes pertes sanguines. Cette malade vient consulter pour son affection et des douleurs dans les flancs et les reins. On constate une névralgie iléo-lombaire double dont le début remonterait d'après la malade à six mois. Elle perd beaucoup en blanc depuis cinq mois : aucune métrorrhagie ne s'est produite dans ce laps de temps.

La malade de l'observation XIII est atteinte, elle aussi, d'une métrite parenchymateuse datant de huit années. Elle accuse avoir eu de fréquentes hémorrhagies. Pas de névralgie iléo-lombaire antérieurement au 4 février dernier. Aucune métrorrhagie à signaler depuis l'existence de la névralgie iléo-lombaire gauche avec sciatique du même côté.

Si, comme l'a prétendu M. Marotte, la névralgie est une cause de métrorrhagie et même d'hématocèle péri-utérine, nous croyons que nous aurions dû observer cette complication au moins chez une de nos malades. Les métrorrhagies reconnaissent bien plutôt comme cause l'affection de l'utérus et de ses annexes. Les deux faits pathologiques peuvent exister simultanément dans une affection de l'utérus, sans que nous soyons pour cela autorisé à rattacher la métrorrhagie à la névralgie, et à décrire des « métrorrhagies à forme névralgique, » pour me servir de l'expression de M. le Dʳ Huchard.

## Névralgie iléo-lombaire dans le cas de grossesse.

Beau, dans un article de l'Union médicale du 2 septembre 1851, a signalé l'existence de la névralgie iléo-lombaire dans l'état puerpéral. Par l'état puerpéral, Beau entendait la période de l'accouchement, mais à cette époque de la parturition on constate des points douloureux dans les lombes, les flancs, et partout sur la paroi abdominale. Nous ne croyons donc pas qu'il faille rattacher ces points douloureux à une névralgie du plexus lombaire.

Malgré des recherches assez laborieuses, nulle part nous n'avons trouvé la névralgie lombo-abdominale signalée dans le cas de grossesse.

Nous avons recueilli, le même jour, deux observations de névralgie iléo-lombaire, chez des femmes enceintes, ne présentant aucune affection du côté des organes génitaux. Malheureusement, depuis ce jour, le fait ne s'est pas représenté à nous.

L'existence de la névralgie lombo-abdominale dans le cours de la grossesse n'a rien qui doive surprendre.

La parturition produit de grands changements surtout du côté des organes pelviens. L'utérus et ses annexes se congestionnent et prennent un développement bientôt considérable. En un mot, c'est une vie nouvelle pour ces organes, dans lesquels le système nerveux joue un grand rôle. Il n'y a donc pas lieu de s'étonner de l'existence de la névralgie du plexus lombaire dans le cas de grossesse.

Ons. XIV. (Personnelle.) — Grossesse. — Névralgie iléo-lombaire gauche.

La nommée Grellois, âgée de 38 ans, réglée à 21 ans, tempérament nerveux et débilité, a toujours souffert un peu à l'époque de ses menstrues.

Cette femme a eu cinq grossesses heureuses. Elle se présente à la consultation de gynécologie de M. le D<sup>r</sup> Siredey, le 2 mars 1881, se plaignant d'écoulement très abondant par le vagin. Le liquide est visqueux et opalin, sans odeur. Elle souffre de douleurs lancinantes dans le flanc gauche et dans les reins. N'ayant pas eu ses règles depuis le mois de septembre, la malade croit être à l'époque du retour d'âge.

Elle présente tous les signes de la grossesse. Je n'ai pu ausculter les bruits du cœur de l'enfant; mais, cette femme prétend avoir depuis quelques jours perçu quelques mouvements.

Cette grossesse est accompagnée de névralgie iléo-lombaire gauche. Il n'existe pas de point névralgique dans le cul-de-sac latéral correspondants.

Obs. XV. (Personnelle). — Grossesse. — Névralgie iléo-lombaire gauche.

La nommée Peignet, âgée de 22 ans, réglée à 15 ans. Tempérament nerveux, a eu, il y a dix-huit mois, une première grossesse dont l'évolution a été normale.

Elle se présente à la consultation de gynécologie de M. le Dr Siredey le mercredi 2 mars 1881, se plaignant de flueurs blanches
très abondantes, et de douleurs très vives dans le flanc gauche et
les reins.

Elle n'a pas vu ses règles depuis la fin du mois de septembre
dernier.

Le col, au toucher, est mou. Rien du côté des culs-de-sac.

Par la palpation on sent l'utérus développé d'une façon régulière
et sphérique.

Il remonte jusqu'à l'ombilic.

Le vagin et la vulve sont violacés.

Grossesse probable de quatre mois et demi.

Par l'examen des points douloureux on reconnaît une névralgie
iléo-lombaire gauche, avec prédominance du point pubien.

Dans les deux cas, la névralgie a été suivie d'une
leucorrhée très abondante. Il est regrettable que ces deux
femmes ne soient pas revenues à la consultation de gynécologie. Il eût été intéressant de suivre cette névralgie avec hypersécrétion pour noter son influence sur
l'évolution de la grossesse.

# SYMPTOMATOLOGIE.

La névralgie iléo-lombaire donne fréquemment lieu à des méprises de la part du médecin. L'étude clinique des symptômes est donc une des parties les plus importantes de ce travail.

Une femme est atteinte, depuis quelques jours, d'une affection aiguë des organes génitaux : c'est le cas de nos malades des quatre premières observations. L'affection suit son cours, la malade exécute les conseils qu'on lui donne, de la façon la plus rigoureuse. Tout à coup cette personne se plaint de douleurs exaspérantes dans les reins, le flanc et le bas-ventre.

On craint des complications très fâcheuses du côté du péritoine et des tissus pelviens. Néanmoins la fièvre est presque nulle, la température ne s'est pas élevée. La malade attire l'attention vers ses reins. Elle raconte d'elle-même, qu'elle éprouve des élancements, qui s'irradient d'une façon presque continue des reins à la grande lèvre et dans le bas-ventre. Elle n'ose remuer dans son lit. Tout mouvement, en effet, ravive la douleur. La moindre pression, sur certains points, arrache un cri à la malade.

Cependant, à l'examen le plus minutieux, on ne constate aucune complication : la phlegmasie, dans les cas que nous prenons, ne s'est pas étendu. On est tout étonné d'avoir simplement affaire à une névralgie iléolombaire à son début.

Dans cette description, nous avons pris le cas de la névralgie lombo-abdominale symptomatique d'une affection aiguë, c'est-à-dire dans le cas le moins fréquent.

Le plus souvent, comme nous l'avons prouvé antérieurement, la névralgie lombo-abdominale est symptomatique d'une affection ancienne et chronique. Le tableau que présente la malade est plus intéressant encore.

Toute trace d'inflammation a disparu. La malade a été de la part du médecin l'objet de soins intelligents et dévoués. Il n'existe plus le moindre danger. C'est fréquemment dans ces conditions que la névralgie iléo-lombaire fait son apparition. Méconnue, elle peut jeter le médecin et la malade, par conséquent, dans la plus grande perplexité.

Prenons, comme exemple, une des deux malades de l'observation VII ou de l'observation X, car chez ces femmes la névralgie iléo-lombaire a débuté sous nos yeux.

La malade de l'observation VII est entrée à l'hôpital le 10 décembre pour une pelvi-péritonite à la suite de cautérisations. A la fin de janvier, cette femme est guérie et pense sortir dans quelques jours.

Le 3 février, la malade accuse des douleurs extrêmement vives dans les reins, le flanc gauche et le bas-ventre. Elle est agitée. Si ce n'est l'absence de fièvre, on est porté à penser à une nouvelle poussée aiguë de pelvi-péritonite. Le toucher et la palpation ne donnent rien ; tout est resté dans le même état que les jours précédents.

Dans l'observation X, c'est la répétition des mêmes faits. La malade de cette observation est atteinte de pelvi-péritonite ancienne dont le début remonte au mois de septembre.

5 février. Elle se plaint de douleurs vives dans les reins et le flanc gauche. Pas de fièvre, pas l'ombre d'une nouvelle phlegmasie.

Dans les deux cas, on avait affaire à la névralgie iléo-lombaire du côté gauche.

Comme on le voit, ces douleurs vives, lancinantes, l'agitation de la malade peuvent en imposer. On cherche partout la nouvelle complication pour expliquer ce cortège symptomatique qui effraie ; et, si l'on n'est pas prévenu de la possibilité d'une névralgie, on se trouve dans un réel embarras.

Continuons l'examen des deux malades de l'observation VII et X. On détermine par le toucher une douleur vive du cul-de-sac latéral gauche, et du col utérin du même côté.

La pression exercée sur le trajet inguinal et sur la lèvre, au-dessus du pubis, au-dessus de la crête iliaque, en un point siégeant à 1 centimètre environ de l'épine iliaque antérieure et supérieure, et enfin entre les lames des apophyses épineuses, et sur le côté des vertèbres lombaires, la pression, dis-je, détermine également une vive douleur. Nous venons d'énumérer les cinq points de la névralgie iléo-lombaire : un point lombaire ou apophysaire, trois points sur le trajet de la branche abdomino-génitale, et un point sur le col utérin et le cul-de-sac latéral correspondant à la névralgie.

Le point lombaire ou apophysaire est, à notre avis, une expression impropre qui devrait être remplacée par le terme *zone lombaire névralgique*. En effet, la pression exercée dans différents endroits de la région des lombes détermine de la douleur entre plusieurs espaces inter‑épineux et dans deux, trois et quelquefois quatre points de la gouttière vertébrale en rapport avec le plexus atteint de névralgie.

Il existe trois points douloureux sur la branche nerveuse du grand abdomino-génital.

La description anatomique, en quelques mots, de cette branche du plexus lombaire est nécessaire pour bien comprendre et retenir le siège des trois points névralgiques.

Le nerf grand abdomino-génital part du premier nerf lombaire, se porte immédiatement en dehors. Il passe en avant du carré des lombes, en arrière du rein, perfore le muscle transverse, et chemine dans l'épaisseur des muscles de la paroi abdominale, jusqu'à l'épine iliaque antérieure et supérieure.

A ce niveau, il se divise en deux rameaux.

Le rameau abdominal se dirige vers la ligne blanche. Le plus important, le rameau génital, se porte dans le canal inguinal et de là se répand dans la grande lèvre et dans la vulve. Le nerf petit abdomino-génital, deuxième branche du plexus lombaire, est parallèle à la branche précédente et s'étend de la région lombaire au pli de l'aine.

Les trois points névralgiques seront, le point d'*émergence* au niveau de l'épine iliaque antérieure et supérieure, point que nous désignerons sous le nom de *point iliaque*; le point d'entrée du nerf dans le canal inguinal ou *point pubien*; le troisième point sera le point de la grande lèvre, ou *point d'expansion*, selon l'expression heureuse de Trousseau.

Le cinquième point névralgique correspond au col utérin et au cul-de-sac latéral du vagin. Il ne se trouve en rapport avec aucun nerf du plexus lombaire.

Cette région est innervée uniquement par le plexus utéro-ovarien, dépendance du grand sympathique. Les auteurs signalent ce point comme étant un des principaux points de la névralgie iléo-lombaire. Son existence est loin d'être constante. Nous ne l'avons rencontré que cinq fois dans quatre cas de pelvi-péritonite (obs. 5, 6, 7, 11) et dans un cas de métrite parenchymateuse (obs. 11).

N'aurions-nous pas plutôt affaire, dans ce cas, à ce qu'on a désigné sous le nom d'*épine douloureuse* consécutive à l'affection d'un viscère?

Nous n'avons, en effet, jamais rencontré ce point dans les névralgies iléo-lombaires symptomatiques, soit d'une vulvite ou d'une vaginite.

Le point de la névralgie lombo-abdominale le plus constant et souvent le plus douloureux siège à l'émergence de la branche grand abdomino-génital : c'est le *point iliaque*.

En résumé, la névralgie iléo-lombaire reconnaît comme signes : 1° une zone douloureuse lombaire, qu'on désigne à tort, selon nous, sous le nom de point apophysaire; 2° le point iliaque; 3° le point pubien; 4° le point de la grande lèvre.

La névralgie iléo-lombaire apparaît à des époques

bien variables dans le cours des affections des organes
génitaux. Son éclosion se fait au bout de quelques
heures, de quelques jours, de quelques mois et même
de plusieurs années par rapport au début de l'affection
viscérale. La nature et le siège de la maladie jouent, du
moins dans les observations que nous avons recueillies,
une certaine influence.

Dans les maladies de la vulve et du vagin, à la période
aiguë, la névralgie apparaît dès les premiers jours.
Dans les affections chroniques de l'utérus ou de ses annexes, la névralgie se développe, selon les causes prédisposantes de la malade, deux, trois mois, un an,
trois ans, six ans et même *huit* ans après le début de l'affection. Pour le vérifier, il suffit de se reporter un instant
à nos observations.

Les douleurs dans la névralgie iléo-lombaire attei-
gnent leur maximum dès le début ou dans les premiers
jours; au bout de quelques jours, il survient un peu de
calme. Les élancements cessent dans la journée pour
ne revenir que le soir. Puis enfin les douleurs dispa-
raissent et ne sont réveillées que par la pression des
vêtements ou du lit.

La névralgie iléo-lombaire dans certains cas, comme
dans les obs. II et V, disparaît en suivant la même
marche progressive que celle de l'affection viscérale vers
la guérison.

Ce que nous venons d'écrire ne constitue pas le cas
le plus habituel. Souvent, en effet, la névralgie, une
fois établie depuis plusieurs jours, suit une évolution
indépendante de l'affection, cause première de la névralgie. La maladie organique guérit, les douleurs né-

vralgiques subsistent, déterminant au bout d'un certain temps une hypersécrétion utéro-vaginale abondante. Cette hypersécrétion devient elle-même indépendante de la névralgie, car elle dure souvent longtemps après la disparition des douleurs. Nous en avons un bel exemple chez notre malade de l'observation V.

On observe rarement la névralgie iléo-lombaire seule. Elle devient quelquefois dès son début, dans d'autres cas après un certain temps, le point de départ de névralgie des nerfs les plus directement en rapport avec le plexus lombaire.

Si nous en exceptons les deux observations dans le cas de grossesse, nous trouvons, dans les treize observations qui restent, la névralgie iléo-lombaire seule *cinq* fois, double, deux fois. Chez les autres malades, cette névralgie est accompagnée d'une, de deux et même de plusieurs autres névralgies.

Névralgie iléo-lombaire — Seule — à gauche, 2 fois. obs. III, V ; à droite, 3 fois, obs. VI, IX, XI. — Double — 2 fois, obs. II, XII.

Névralgie iléo-lombaire gauche accompagnée de : — Név. intercostale, 2 fois, obs. I, X. — Név. sciatique, 2 fois, obs. VII, XIII. — Névralgies int. et sciat., 2 fois, obs. IV, VIII.

Signalons, dans les observations VII et VIII, l'existence de plusieurs autres névralgies. Dans l'observation VII, la malade souffrait également de névralgie crurale et radiale ; chez la malade de l'observation VIII, il existait de la névralgie faciale. Notons que nous avons **affaire à deux sujets hystériques.**

Comme le démontre le tableau ci-dessus, la névralgie existe rarement seule. Lorsqu'elle existe seule, les causes générales manquent ordinairement. Dans les observations VI, IX, XI, la névralgie iléo-lombaire siégeait à droite, et existait seule. Le siège de la lésion, malgré la prédilection des névralgies, à gauche, exerce une influence manifeste. Reportons-nous à l'affection de ces trois malades. On constate, obs. VI et IX, de la pelvi-péritonite du cul-de-sac latéral droit, névralgie iléo-lombaire droite ; obs. XI, de la métrite parenchymateuse, avec hypertrophie beaucoup plus marquée à droite, névralgie iléo-lombaire droite.

Malgré l'influence du siège de la lésion, la prédilection de la névralgie pour le côté gauche est assez remarquable.

De tout temps, les auteurs qui ont écrit sur ce sujet ont signalé la plus grande fréquence des névralgies à gauche. Citons entre tous Valleix, Trousseau.

Voici ce que dit Bassereau à ce sujet : « La prédilection de cette maladie (névralgie intercostale) pour le côté gauche est assez remarquable. Sur trente-sept cas de névralgie intercostale, elle s'est montrée

|  |  |
|---|---|
| A gauche............. | 12 fois. |
| A droite............. | 6 — |
| Des deux côtés...... | 19 — |

« Dans les cas où elle était double, il y avait toujours un des côtés où elle était plus forte : c'était le plus ordinairement à gauche. »

Nous avons observé la même fréquence à gauche que les auteurs précédents.

Dans les quinze observations inédites que nous rapportons dans cette thèse, la névralgie iléo-lombaire s'est montrée.

|  |  |  |
|---|---|---|
| **A gauche, 10 fois.** | Grossesse........................... | 2 fois. |
|  | Vulvite avec cystite................ | 1 — |
|  | Vulvite avec vaginite.............. | 1 — |
|  | Pelvi-pér. du cul-de-sac gauche... | 3 — |
|  | Pelvi-péritonite péri-utérine....... | 1 — |
|  | Pelvi-péritonite du cul-de-sac latéral gauche et postérieur.......... | 1 — |
|  | Métrite parenchymateuse........... | 1 — |
|  | Total..... | 10 fois. |
| **A droite, 3 fois.** | Pelvi-péritonite du cul-de-sac latéral droit........................ | 2 fois. |
|  | Métrite parenchymateuse plus développée à droite..................... | 1 — |
|  | Total..... | 3 fois. |
| **Des deux côtés, mais dans les deux cas plus forte à gauche.** | Vaginite avec métrite............... | 1 fois. |
|  | Métrite parenchymateuse........... | 1 — |

Quelle est l'explication de ce fait clinique ? Tous les auteurs sont muets à ce sujet.

# De l'hypersécrétion vulvo-vaginale et utérine de cause névralgique.

Il est un fait clinique, presque constant, symptomatique de la névralgie iléo-lombaire, fait qui jusqu'ici n'a pas été assez étudié, et sur lequel nous voulons attirer l'attention, car il réclame toute la sollicitude du médecin. Je veux parler de l'hypersécrétion vulvo-vaginale et utérine de cause névralgique.

Pourquoi n'en serait-il pas de même pour la névralgie iléo-lombaire que pour la névralgie faciale? Quel est le cortège symptomatique de cette dernière affection? L'œil pleure, la bouche est pleine de salive, par la narine on constate un écoulement abondant. Les glandes lacrymale, salivaire et la muqueuse nasale, sont, en un mot, le siège d'une hypersécrétion.

Ce n'est pas seulement dans les névralgies qu'on a constaté la parenté qui unit étroitement la sécrétion des muqueuses à l'élément nerveux.

Prénons, parmi les affections nerveuses, une névrose quelconque, l'asthme idiopathique.

L'appareil pulmonaire est absolument sain, le malade a coup sur coup plusieurs accès d'asthme qui sont suivis d'une expectoration abondante de mucosités. Au bou d'un certain temps, cette expectoration persiste et un catarrhe bronchique s'établit. Quelle est l'étiologie de cette hypersécrétion bronchique? Nous admettrons avec Trousseau, *Clinique médicale de l'Hôtel-Dieu, leç. LVI,* que l'asthme idiopathique est une névrose qui entraîne de la congestion de la muqueuse bronchique, congestion qui se traduit par de l'hypersécrétion.

Nous avons constaté l'hypersécrétion vulvo-vaginale et utérine consécutive dix fois dans les quinze observations inédites que nous avons recueillies, c'est-à-dire, dans les deux tiers des cas.

OBSERVATION I. — Vulvite et cystite; névralgie avec hypersécrétion abondante vulvo-vaginale dès le début de la phlegmasie.

OBS. IV. — Métrite et pelvi-péritonite; leucorrhée habituelle; névralgie iléo-lombaire suivie d'écoulement très abondant constitué par une hypersecrétion vulvo-vaginale et utérine; les douleurs névralgiques s'apaisent; l'écoulement subsiste. Femme hystérique et anémique.

OBS. V. — Pelvi-péritonite ancienne, métrite; leucorrhée habituelle; névralgie iléo-lombaire gauche suivie d'écoulement des plus abondants. Disparition de la névralgie. L'hypersécrétion subsiste.

OBS. VI. — Pelvi-péritonite ancienne; névralgie iléo-lombaire droite depuis six semaines; hypersécrétion depuis quatre semaines.

OBS. VIII. — Pelvi-péritonite; névralgie iléo-lombaire gauche suivie d'un écoulement de plus en plus abondant. L'hypersécrétion est telle, pendant les quelques jours qui correspondent à l'époque menstruelle, que la malade dit *« qu'elle a ses règles en blanc. »* Femme hystérique et anémique.

OBS. X. — Pelvi-péritonite ancienne; névralgie iléo-lombaire gauche le 10 février; pas d'écoulement par la vulve. 27 avril (salle de gynécologie), écoulement abondant. 11 mai (salle de gynécologie), à l'examen de la malade, il sort par la vulve du liquide de consistance de blanc d'œuf, en assez grande quantité, 30 à 40 gr. environ. La malade se plaint de vulvite produite probablement par le liquide de l'hypersécrétion.

Obs. XI. — Métrite parenchymateuse ancienne; névralgie iléo-lombaire droite. 15 mars, écoulement très abondant. Il existait, il est vrai, du catarrhe utérin depuis longtemps.

Obs. XII. — Métrite parenchymateuse ancienne; névralgie iléo-lombaire double depuis six mois; la malade perd très abondamment depuis cinq mois.

Obs. XIV et XV. — Grossesse de quatre mois et demi environ; névralgie iléo-lombaire gauche; écoulement abondant consécutif.

Le liquide de l'hypersécrétion a des caractères physiques qui permettent de le distinguer des écoulements morbides de l'utérus, du vagin et de la vulve. Ce liquide est filant, visqueux, d'une couleur claire, et ressemble beaucoup à du blanc d'œuf. Son odeur est nulle, jamais nous n'avons constaté de fétidité. Il n'a pas l'aspect blanc grisâtre du muco-pus.

La muqueuse utérine, vaginale, vulvaire, les glandes de cette dernière région et particulièrement les glandes de Bartholin sont le siège de cette hypersécrétion de cause névralgique.

Ce liquide irrite quelquefois les muqueuses qui se trouvent en contact. C'est, du moins, ce qui semble ressortir de l'observation X.

L'hypersécrétion se manifeste souvent dès le début de la névralgie. Il peut néanmoins se passer un certain temps entre la névralgie et l'écoulement muqueux, obs. X et obs. XII. Dans certains cas, la névralgie disparaît et l'hypersécrétion persiste, obs. IV, V et XI.

L'hypersécrétion vulvo-vaginale et utérine de cause névralgique mérite toute l'attention et les soins du médecin, car par son abondance elle épuise vite la malade. Au bout d'un certain temps, cet épuisement est tel que souvent il est difficile de relever les forces de la malade. L'anémie fait des progrès de plus en plus marqués. Le nervosisme se traduit par des attaques fréquentes d'hystérie. La malade tombe dans un état d'affaissement, qu'elle n'a même plus le courage de guérir.

La marche, la station debout deviennent des actes impossibles à exécuter. Le lit devient lui-même un instrument de torture, car quelquefois il réveille les douleurs névralgiques.

Les rapports sexuels sont naturellement impossibles, à cause de la faiblesse de la malade et des douleurs vives qu'ils déterminent.

L'hypersécrétion, quant à la quantité, augmente progressivement, et l'abondance est telle que le liquide sort sous forme de flot. Il y a une véritable éjaculation, si nous pouvons nous exprimer ainsi. Les secours du médecin sont alors souvent impuissants à relever des forces si languissantes.

L'appareil digestif en relation si directe avec l'appareil génital, en pathologie du moins, est lui-même affecté. C'est à peine si les malades peuvent supporter les aliments liquides ; on ne peut donc guère espérer les sauver par l'absorption de toniques ou d'autres agents thérapeutiques.

M. le Dr Siredey a fréquemment observé ce tableau

dans sa clientèle civile, et c'est d'après ses communications orales que nous l'avons décrit.

## DIAGNOSTIC DIFFÉRENTIEL.

La névralgie iléo-lombaire à son début peut en imposer et faire croire à de graves lésions des organes pelviens. Il est donc important de bien reconnaître les douleurs névralgiques des douleurs phlegmasiques des autres affections de cette région.

La névralgie iléo-lombaire reconnaît cinq points douloureux, qui sont indiqués plus haut. Elle ne s'accompagne pas de fièvre, ni d'état général grave.

On ne saurait prendre la névralgie iléo-lombaire pour la névralgie ovarienne. Dans l'ovarialgie, il n'existe qu'un point douloureux au niveau de l'ovaire. Ce point n'est pas constant et varie avec le siège même de l'ovaire. Dans la névralgie lombo-abdominale, une pression superficielle, mais en des points fixes et connus, suffit pour produire la douleur; au contraire, dans l'ovarialgie, pour arriver au même but, il faut une pression forte et profonde. La physionomie prend alors un type spécial, et quelquefois on détermine une crise d'hystérie. Dans les deux cas le ventre est souple.

S'il s'agit d'une inflammation du ligament large, de pérityphlite, de cellulite pelvienne, on a un état général grave, caractérisé par des frissons, de la fièvre. Le ventre a perdu sa souplesse; on constate à la palpation de l'empâtement et une tumeur qui donne la sensation

de rénitence. Les douleurs siègent dans tout le bassin;
et la pression les exaspère sans aucun point bien déterminé. Rien de ce cortège symptomatique n'existe
dans la névralgie iléo-lombaire.

## CONCLUSIONS.

Lorsqu'une femme se plaint de douleurs vives dans
les reins, le flanc, on doit toujours rechercher les points
névralgiques. La névralgie iléo-lombaire reconnue,
on examinera la vulve, le vagin, l'utérus et ses annexes.
Si l'on découvre une phlegmasie, il est évident que la
névralgie est subordonnée à l'inflammation ; si au contraire, et c'est le cas le plus fréquent, il n'existe pas de
symptômes d'affection aiguë, on recherchera s'il n'existe
pas une métrite, soit catarrhale, soit parenchymateuse ;
s'il n'existe pas de la dureté dans un des culs-de-sac, des
adhérences, des déplacements, de l'immobilité du col
utérin, signes certains d'une pelvi-péritonite ancienne.

La névralgie iléo-lombaire peut se présenter très
rarement, il est vrai, dans le cas de grossesse. On devra
donc être circonspect dans l'examen.

Dans dix observations sur quinze, c'est-à-dire dans
les deux tiers des cas, il existe, avons-nous vu, une hypersécrétion abondante vulvo-vaginale et utérine. La
présence d'un liquide rappelant la consistance et la
couleur du blanc d'œuf attirera l'attention sur l'existence actuelle ou antérieure d'une névralgie iléo-lombaire.

Les causes générales prédisposantes à la névralgie

iléo-lombaire sé rencontrent dans les quatre cinquiè-
mes des cas : ce sont, le nervosisme, l'hystérie, le lymphatisme, la syphilis. A chacune de ces causes répondra
une indication différente. L'état général sera donc l'objet d'une étude sérieuse.

## TRAITEMENT.

La névralgie iléo-lombaire symptomatique des affections des organes génitaux chez la femme reconnaît,
comme traitement, trois indications : modifier l'état général, calmer les douleurs, soigner l'affection des organes pelviens.

*Traitement général.* — On donnera aux malades les
toniques sous toutes les formes. Si l'affection des organes génitaux permet de prendre de l'exercice, le grand
air, la campagne, l'hydrothérapie seront du plus grand
secours pour le retour à la santé. Les eaux sulfureuses
de Bagnères-de-Luchon, Saint-Sauveur, Aix, Cauterets
conviendront aux malades lymphatiques, scrofuleuses,
herpétiques.

Si le nervosisme prédomine, on enverra les malades à
Bagnères-de-Bigorre, Ussat, Néris et Luxeuil.

La chlorose sera combattue par les eaux ferrugineu-
ses de Spa, Bussang, Forges et Orezza.

Les douleurs névralgiqués réclament une intervention assez active de la part du médecin.

La névralgie iléo-lombaire, comme toutes les névralgies en général, devient au bout d'un certain temps
rebelle à toute médication.

Au début, on emploiera les compresses de chloroforme, les vésicatoires volants. Les injections de morphine sont souvent très utiles pour calmer les douleurs

et donner le repos à la malade. Mais chez les sujets hystériques, ces injections ont souvent l'inconvénient de provoquer les vomissements.

La ténacité de la névralgie iléo-lombaire force souvent le médecin à varier le traitement. Rappelons-nous que nous avons affaire à des malades nerveuses, chlorotiques. Le bromure de potassium réussira chez l'une, le chloral chez l'autre ; et le médecin sera souvent réduit à la méthode de tâtonnement.

Souvent, en dépit de tous les moyens thérapeutiques que nous venons d'indiquer, la névralgie iléo-lombaire et les névralgies qui l'accompagnent ordinairement subsistent. Dans ce cas, on essayera quelquefois des pointes de feu sur le trajet des nerfs. Dans tous les cas on rejettera la méthode de Nonat, de Courty, qui consiste à porter le crayon de nitrate d'argent sur le col utérin pour amener une substitution. Cette méthode a souvent pour conséquence l'éclosion d'une pelvi-péritonite. Reportons-nous à l'observation VII.

L'affection utérine sera l'objet des soins les plus sérieux. C'est quelquefois dans la guérison de cette cause primordiale de la névralgie iléo-lombaire qu'on amènera la disparition de la névralgie.

Dans quelques-unes de nos observations, nous avons vu l'affection et la névralgie marcher de pair vers la guérison.

Si ce sont l'utérus et ses annexes qui sont atteints d'une phlegmasie, on condamnera la malade au repos le plus absolu. Cataplasmes sur le ventre.

L'examen par le toucher, la palpation et le spéculum ne sera fait que le plus rarement possible. Les inflammations du vagin et de la vulve seront traitées par les moyens ordinaires.

Les soins du médecin tendront, surtout chez les femmes nerveuses et chlorotiques, à empêcher l'établissement à demeure d'une hypersécrétion vulvo-vaginale et utérine abondante ; hypersécrétion qui deviendrait dans la suite une cause d'affaiblissement puissante. On emplira le vagin de poudre d'amidon avec le quart de poudre de tan.

On combattra l'inertie du tube digestif et en particulier de l'estomac par une alimentation appropriée à la malade : les amers, le quassia amara, la voix vomique.

A la dernière minute, nous recevons la communication suivante de M. le Dr Caulet, ancien interne des hôpitaux de Paris, médecin inspecteur des eaux à Saint-Sauveur (Hautes-Pyrénées) : *Du traitement thermal sulfuré des phlegmasies périutérines.*

M. Caulet préconise dans cet opuscule, en voie d'impression, un nouveau moyen thérapeutique, *la douche ascendante intestinale.* D'après ce mémoire, la douche utérine réussit très bien dans certaines métrites catarrhales chez les sujets lymphatiques ; mais, dans les périmétrites, pelvi-péritonites, métrites parenchymateuses, la douche utérine aggrave souvent l'état des organes pelviens par une trop forte congestion. Les douleurs reviennent, s'exaspèrent, quelquefois on constate une nouvelle poussée, phlegmasie, qui condamne de nouveau les malades au repos.

La *douche ascendante intestinale* n'offre pas ces inconvénients, et elle peut être appliquée dans les cas récents, subaigus et chroniques, et aussi dans les névropathies. La douche empêche la constipation ; elle corrige heureusement l'état névropathique concomitant. « Mais l'action la plus importante, écrit M. Caulet, de la douche ascendante intestinale dans les phlegmasies périutérines est certainement la sédation qu'elle exerce dans les diverses *douleurs* et *les malaises pelviens* qui accompagnent ces affections. Son application est presque toujours suivie d'une sédation, d'une détente locale, que les stupéfiants sont depuis longtemps inhabiles à procurer. Cette effet si remarquable est obtenu dans les circonstances les plus différentes. On voit souvent les malades affirmer que l'effet calmant de la douche était d'autant plus prononcé que celle-ci avait provoqué des douleurs plus vives, des coliques plus intenses. »

Ce moyen thérapeutique s'appuie sur 200 observations prises par M. Caulet à Saint-Sauveur (Hautes-Pyrénées). Il est donc difficile d'en rejeter la haute valeur.

La force de la douche ne doit pas être trop grande ; on augmentera la pression chaque jour d'une façon progressive.

Toutes les malades malheureusement ne peuvent faire une cure à Saint-Sauveur : cependant cette méthode pourrait être employée partout ailleurs.

Ne pourrait-on pas à l'aide d'eau chaude sulfurée, et même d'eau chaude simplement, et d'un fort irrigateur, donner des douches ascendantes intestinales ?

Nous laissons aux gynécologistes le soin d'apprécier cette méthode, que nous croyons bonne.

Paris. — Typ A. PARENT, A. DAVY, succⁿ, rue Monsieur-le-Prince, 31.